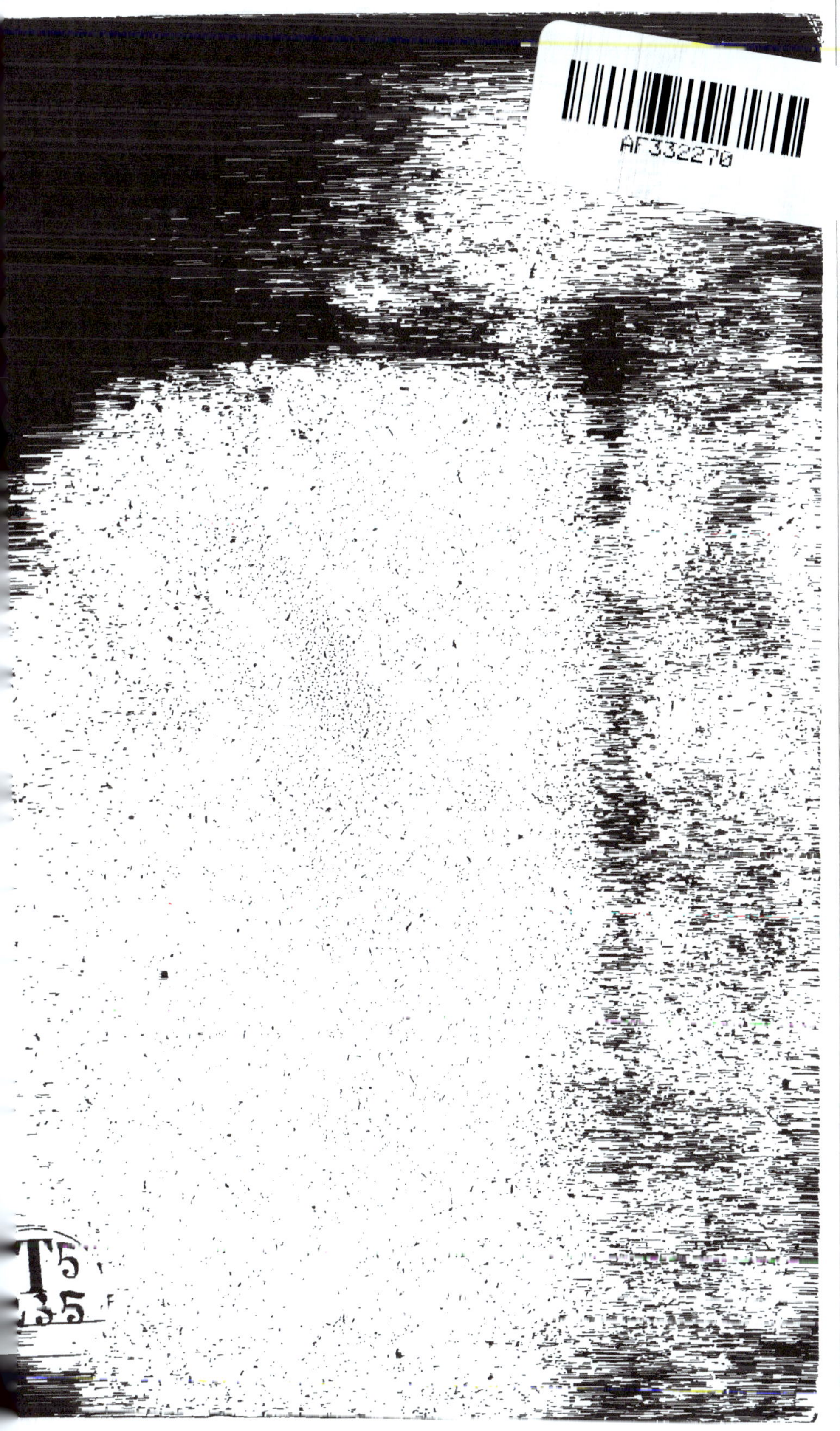

T5
B5

T 5
235

3145

QUELQUES MOTS

SUR

QUELQUES PRODUCTIONS

NOUVELLES.

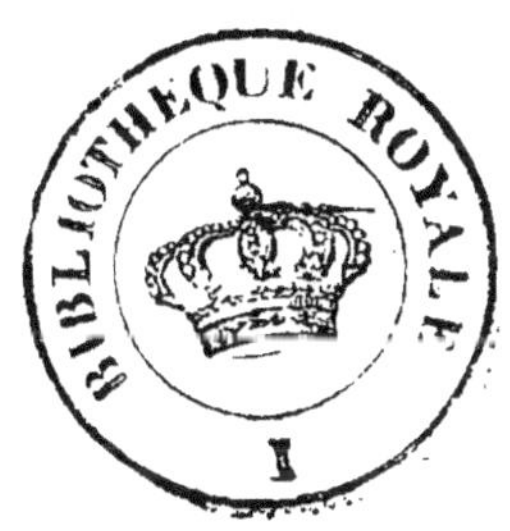

D. BLAGNY.

Paris, rue Saint-Martin, 277.

Vous savez que le siècle où l'on vit est sourd, que
la voix du compatriote est faible.   BUFFON.

Comprimant ma conscience pour favoriser l'opinion
et maintenir l'erreur, était-il convenable que je pri-
vasse ceux qui viennent m'entendre de la connaissance de mes observations, de celle des faits? Je n'ai
pas suivi et dû suivre une telle marche, c'est-à-dire
que je n'ai pas dû faire ce que mes études m'ont fait
apercevoir. Ainsi, je me trouve entraîné dans une dis-
sidence que le temps, plus que la raison, peut conve-
nablement terminer, car je n'ai guère d'autre juge que
la partie dont je combats les préceptes, partie qui a
pour elle l'avantage de l'opinion.   LAMARCK.

Dijon, Imp. de Mme Brugnot.

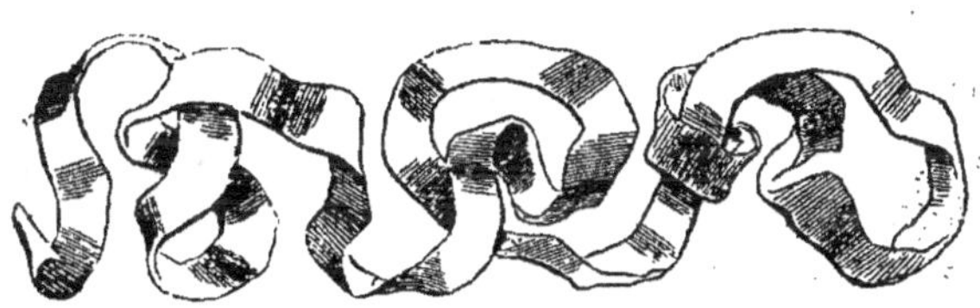

Encore un nouvel ouvrage! encore un nouveau système! Oui, lecteurs! encore un nouvel ouvrage! encore un nouveau système! Oui, lecteurs! encore un nouvel effort pour rompre la digue! encore une nouvelle tendance au progrès!

Chaque pensée a son jet intellectuel, chaque production son cachet. Le grand Bichat a son anatomie générale; les illustres Gall et Spursheim leur crânologie; le célèbre Broussais sa méthode physiologique; l'immortel Thomassini ses recherches physiologico-pathologiques! Pourquoi n'aurais-je point mon essai sur la théorie des attractions et répulsions physico-vitales? Si le premier j'avais observé, constaté par les faits la coïncidence des phénomènes vitaux s'élevant des zônes, des pôles, des plans musculo-périphéri-osseux, avec ceux qui s'élèvent également des zônes, des pôles, des plans viscéraux par la chaîne sympathique nervoso-ganglionico-artérielle-vei-

neuse : si le premier j'avais prouvé par les faits que tout
être organisé a ses axes, et, qu'à chaque axe, correspond
un pôle viscéral, comme un pôle musculo-périphéri-osseux ; de même, chaque pôle musculo-périphéri-
osseux a ses zônes, comme chaque pôle viscéral a ses
zônes : si le premier j'avais observé, constaté par les faits
que dans tout être animé, à chaque zône, à chaque pôle,
à chaque plan correspond une propriété ; que cette propriété a son double mode d'aptitude, aptitude attractive,
aptitude répulsive ; et qu'à chaque zône, comme à chaque pôle, comme à chaque plan, cette double aptitude
correspond à une puissance physique qui, dans son
rôle d'excitateur fonctionnel, appapait aussi avec ses
manifestations attractive et répulsive : si le premier j'a-
vais constaté par l'expérience cette observation importante, que l'équilibre considéré, soit dans chacune
des zônes, soit dans chacun des pôles, soit dans chacun des axes, soit dans l'organisme, résulte de la neutra-
lité de pondération de ces aptitudes vitales entrant
alternativement en action sous l'empire de leur excitateur
respectif : si le premier j'avais observé, constaté par les
faits soit vitaux (normaux), soit morbides (anormaux),
que tout action, qu'elle soit attractive, qu'elle soit répulsive, qu'elle agisse sur les pôles viscéraux, qu'elle se
développe sur les pôles musculo-périphéri-osseux, produit constamment deux résultats, l'un primitif (musculo-
cutané-osseux) ; l'autre consécutif, de réverbération (viscéral) : si le premier j'avais observé qu'à tout foyer attractif correspond sur le pôle opposé un foyer répulsif et
réciproquement : si le premier, utilisant cette série d'observations et faisant l'application à la thérapeutique,
j'eusse constaté par les faits que toute affection, qu'elle soit
d'essence attractive, qu'elle soit d'essence répulsive,

qu'elle soit fixée à une trame viscérale ; qu'elle soit fixée à l'une des trames musculo-périphéri-osseuse , qu'elle soit d'origine moderne , qu'elle ait pour date celle de la constitution, qu'elle ait passé au crible homœopathique, qu'elle ait subi l'action du creuset éclectique , qu'elle ait été dominée par la dépression physiologique (Broussais), il faut toujours faire concourir simultanément, et l'excitateur attractif sur la sphère d'attraction correspondante au foyer, et l'excitateur répulsif sur la sphère directe du foyer, si le foyer est musculo-péripheri-osseux , ou par réverbération si le foyer occupe l'un des plans viscéraux : si le premier, dans l'incandescence de ces grands foyers, dont l'érection développe successivement l'attraction sur les divers pôles conséquens viscéraux (flux), et la réaction viscérale, (reflux vital) : si le premier javais constaté par l'expérience que les excitateurs attractifs, déployés au moment de l'érection (frisson) sur tous les pôles conséquens musculo-périphéri-osseux , et simultanément paralysent, puis préviennent l'érection des foyers , surtout quand cette action est soutenue par l'application de sangsues dont le nombre est en rapport avec l'intensité des foyers sur chacune des attractions correspondantes :

Si le premier , éclairant mes investigations thérapeutiques des flambeaux de la logique , j'avais observé, constaté par les faits la double action des sangsues ; si j'en avais éliminé l'action déplétive de la thérapeutique, et que, dégagée de ces résultats monstres qui ont jeté tant d'éclat sur la pratique d'une des plus grandes illustrations médicales de notre époque , j'eusse imprimé à ce puissant excitateur une direction jusqu'à ce jour inconnue, une direction d'attraction éliminatrice : si le premier j'avais observé, constaté par les faits la délocalisation d'irritation par la chaîne ganglionico-artérielle et prouvé également que, quel que soit le siége de cette délocalisation et celui de la réapparition, on peut arrêter, éteindre l'irritation dans toutes ses directions par les attractions correspondantes et les répulsifs directs :

Si le premier j'avais observé, prouvé par des faits, que tout réveil de toute irritation cède aux attractions correspondantes ; et que toute irritation combattue à chaque réveil s'éteint sous l'empire des attractions : si le premier j'avais observé, constaté par les faits que tout foyer d'action morbide d'essense répulsive est combattu avantageusement par les attractifs directs : si le premier j'eusse restitué à l'organisme le rôle le plus imposant qu'il est appelé à jouer dans le drame de la vie, le rôle admirable des sympathies tant vitales que morbides : si du mécanisme de ces rouages j'en eusse doté la thérapeutique :

Si le premier j'avais observé, prouvé par les faits que le passage des phases organiques s'établit par des projections, et que ces projections ont des lois, et que de la perturbation de ces lois vitales naissent des lois morbides qui électrisent la perception à aptitude attractive sur les pôles d'où doit s'échapper toute la somme de vitalité qui est nécessaire à cette expansion organique, tandis que la répulsion surgit d'autant sur le pôle qui devait être le théâtre d'une nouvelle activité :

Si le premier, par des observations répétées aux lits des malades, si par des ouvertures cadavériques, si par des expériences pratiquées sur des animaux j'étais parvenu à disposer dans deux sections tous les agens modificateurs : excitateur attractif, excitateur répulsif.

Si je me décide de publier ces résultats, c'est que je considère mon essai comme l'un des plus importants travaux qui ait occupé les instants d'un observateur, les veilles d'un penseur ; et d'ailleurs la voie de progression

sur laquelle marche cette génération m'engage à vulga-
riser cette pensée. Il est temps de dégager l'art de ces en-
traves honteux qui lui ont été imposés par les distribu-
teurs des récompenses nationales : il est temps d'abréger
ces études médicales, de faire disparaître d'humiliantes
distinctions et d'éteindre cette ridicule hiérarchie médi-
cale qui a eu des résultats si funestes dans les campagnes
(voyez mes pamphlets), dans un plan d'étude adaptable à
toutes les intelligences : et quand cette ère se levera, les
connaissances du docteur deviendront un bienfait de l'art
pour toutes les classes de citoyens. L'ouvrier ne verra plus
avec effroi approcher l'exigente saison de l'hiver ; il ne se
débattra plus dans son lit de douleurs et contre la pensée
cruelle de voir ses enfants privés du pain que leur procure
son travail de la journée, et, contre la pensée, également
affreuse, qu'un froid glacial va saisir ses membres déjà af-
faiblis par la privation, la détérioration des aliments
qu'une mère désolée va leur offrir. (Voyez mes pamphlets).

Les ouvrages que j'offre au public se composent de
trois parties. Dans la première, à laquelle j'ai cru devoir
imprimer le cachet du pamphlet, j'y attaque la pratique
civile de mes collégues dijonnais, j'en discute les bases,
et, par des exemples nombreux, j'arrive à l'élimination
des trois méthodes actuellement professées, et mises en
pratique dans tous les hopitaux. (Voyez l'analyse aux hopitaux.)

Le public scientifique, qui est en général ombrageux,
y verra avec déplaisir des personnalités; mais ces personnalités ne devais-je pas me les permettre quand, par
des actes dont ma plume frémirait d'être l'interprète (1),

____

(1) Un seul fait peint l'effroi de certains collégues, à l'apparition sur

tantôt on essayait de déguiser, tantôt on s'empressait d'étouffer des succès qui apparurent en faveur d'une méthode que depuis quinze ans j'élabore de mes veilles.

La seconde a un caractère de gravité qui la place hors de ligne avec les ouvrages du jour : deux hommes célèbres dans l'Europe par leur travaux, Broussais et Hahnemann, n'avaient rencontrés dans la publication de

l'horison médical, de vérités novatrices, obtenues par l'analyase anatomique, comme par la synthèse physiologique constatée par les résultats thérapeutiques (1).

Un homme, d'une pâleur cadavéreuse, dont la constitution détériorée et par le régime, et par les centres de suppurations sus-pyloriques, et par les applications nombreuses de sangsues à écoulement ultérieur, également sus-pyloriques, et par des déplétions de sections, nous fut présenté par M. David. Cet homme était facteur de journaux au cabinet de lecture, occupation qu'il partageait avec sa femme, comme lui atteinte d'irritation depuis deux ans. Celle-ci portait une irritation du cœur, qui fut traitée par le même médecin et par les mêmes agens dirigés *loco dolenti.* Huit jours avant sa mort son médecin la fit entrer à l'hôpital, où elle fut saignée, où elle eut la poitrine couverte de nouveaux vésicatoires. Veuf, père de deux enfans en bas âge, chargé de distribuer et les journaux confiés antérieurement aux soins de sa femme et les siens ; cet homme, dont la position était si intéressante, vint réclamer nos soins. Confiant dans la haute garantie de l'action des attractions et répulsions physico-vitales, je consentis à donner des soins à ce malheureux. On sait qu'après deux mois il était complétement guéri, et tellement bien rétabli, et fonctionnant tellement bien, que le teint fleuri, les saillies musculaires effrayèrent la position des hommes élevés dans la hiérarchie. A l'instant une puissante camarilla surveilla ce facteur : à l'instant on lui manifesta impérieusement le désir de faire des démarches près de moi pour me supplier de ne plus parler de son affection dans mes pamphlets.

(1) Nous rapporterons dans notre essai des faits qui n'auront pas leur analogue dans les annales de l'art.

leurs productions que des antagonistes dont toute la verve est venue expirer dans de vulgaires sarcasmes (1).

(1) Broussais se disposait à porter la hache révolutionnaire dans le camp de l'éclectisme ; comme les parties belligérantes firent un traité d'alliance, en souscrivant une concession réciproque : les ecclectiques s'engagèrent à accepter du physiologisme les sangsues placées sur la partie périphérique la plus voisine que possible du foyer, avec écoulement ultérieur jusqu'à syncope ; soit par la fomentation de ses parties , soit par les cataplasmes de farine de lin ; et le chef de la secte physiologique (Broussais), promettait de faire entrer dans son arsenal thérapeutique, le quinquina et les préparations diverses pour les fièvres intermittentes; l'hydriodate pour les engorgements, et la digitale pour combattre les constipations opiniâtres, les vomitifs, les régurgitations ; on n'a pas oublié que lors de l'arrivée du choléra, il faisait des tentatives de tartre stibié pour les pneumonies.

Broussais et Laëneck, l'un, chef de l'école physiologique, l'autre, de l'éclectisme, combattirent long-temps avec opiniâtreté en faveur de leur système. Laëneck devint la proie d'une affection pulmonite qui l'avait occupé tout le temps qu'il consacra sa plume à l'enseignement. L'organe du physiologisme ayant cessé de figurer parmi les productions mensuelles , le champ de bataille resta aux éclectiques, continuateurs de Laëneck.

A cette époque de lutte dans tous les hopitaux , le Val-de-Grâce excepté, on plaçait les vésicatoires, les sangsues sur le point souffrant ; on pratiquait avec beaucoup de ménagement l'ouverture de la veine; on donnait la poudre de la racine de belladonne , le tartre stibié à haute dose; infusion pectorale avec eau de chaux, $\mathfrak{z}$ ij. ; portion éthérée et extrait de quinquina, $\mathfrak{z}$ b. L'opium donné à de petites doses; le kermès minéral; les frictions mercurielles à haute dose pour provoquer la salivation, concurremment avec les saignées, les vomitifs, les acides astringeans, l'eau de Rabel, l'acide sulfurique étendu dans une quantité suffisante; l'alun, les racines de tormentilles, de bistorte, le sang-dragon, l'écorce de grenade, la racine de ratahia, les purgatifs, les frictions huileuses, le sous-carbonate de fer, les sangues à l'épi-

La vaste érudition, les recherches multipliées de ces praticiens, la position scientifique de leurs partisans, et leurs revers de tous les moments, et les contradictions de leur principe, m'ont engagé à discuter chaque chef de ces systèmes avec toute la sévérité de la logique, protégée de l'autorité des faits, éclairée du flambeau de l'organisme en équilibre.

La troisième est celle qui a dû occuper, et qui effectivement a occupé toute ma sollicitude : dans son perfectionnement, j'y voyais l'accomplissement du progrès : plus je l'analysais, plus je la synthétisais, plus mon admiration pour elle grandissait. Au lit des malades, dans les hopitaux, je la comparais : dans mon cabinet, en développant l'immense série des annales de l'art, j'évoquais son ombre, elle m'apparaissait avec toute la fraîcheur d'une nymphe et toute la majesté d'une déité.

Depuis long-temps j'étais tourmenté par le besoin d'une réforme, et cette réforme m'apparaissait toujours dans une interprétation nouvelle de fonctions des grands systèmes ; et dans cette interprétation j'y apercevais leur corrélation, et de cette corrélation des systèmes généraux entre eux ; partant, j'apercevais la corrélation d'action des agens provocateurs de ces systèmes. Convaincu que cette relation existe à tous les momens de la vie ; qu'elle en est la condition, je relus avec la plus vive attention les œuvres du

gastre avec deux gros de tartre ; infusion de bois de genièvre, sirop de cinq racines apéritive ; infusion de serpentaire de Virginie; on plaçait les synapismes aux cuisses; on administrait les infusions béchiques avec une once d'oximel; loock gommeux et synapismes aux jambes ; vésicatoires aux cuisses. (Extrait de l'*Oscultation* de Laëneck). Telle a été la pratique de ce professeur, qui a joui d'une célébrité si grande comme praticien.

grand Bichat ; j'en fis quelques extraits, et plus tard j'en commençai l'analyse. Je soumis les œuvres du premier professeur Broussais à une analyse complète ; je rapprochai sa pratique de la pratique des éclectiques ; je méditai les systèmes de physiologie expérimentale, et partout j'y trouvai une divergeance de tendance ; partout le cahos, partout la contradiction vint s'établir en croisière devant la vaste conception.

Désormais dominé par cette pensée, mes regards constamment furent projetés vers les phénomènes de la nature : du règne minéral au règne végétal ; de celui-ci au règne animal je passai, et toujours rapprochant, et toujours comparant les phénomènes à leur phase de développement de station et de décroissement ; tantôt provoquant l'action organique par les attractifs : tantôt l'enchaînant par les répulsifs, j'arrivai à cette grande vérité qui me frappa comme l'étincelle : les corps simples comme les corps composés ; les minéraux comme les végétaux ; les végétaux comme les animaux sont doués d'une aptitude percevante ; que cette aptitude percevante a un double mode de manifestation chez tous les êtres ; mode de manifestation qui d'ailleurs agit dans une direction opposée ; et que les variétés d'effet que l'on observe soit dans les règnes, soit dans les familles, ne sont que des nuances de ces puissances déduites de l'essence de la matière et des circonstances de milieu dans lesquelles elle se trouve ; en effet, ces compositions et décompositions des êtres minéralogiques ne sont-elles pas toutes le résultat de la pondération de leur puissance respective développée soit à contact, soit à distance.

Que l'on soumette, pendant quelque temps, un animal chez lequel toutes les fonctions s'opèrent vitalement (normalement) à l'influence d'une substance, même alimentaire, dans laquelle la puissance répulsive soit très prédominante sur l'attractive, telle que la gélatine : l'animal manifestera de la répugnance à faire usage d'un tel aliment ; si on lui ingére, une partie sera vomie, éliminée par les voies supérieures, l'autre sera éliminée par les voies inférieures sans une élaboration notable ; si l'on persiste à nourrir ainsi l'animal, il maigrit rapidement, en présentant beaucoup de phénomènes analogues à ceux que l'on observe chez les individus qui, dans les années de disette, se nourrissent presque exclusivement de végétaux, et surtout de racines (1).

Si nous soumettons l'animal à une expérimentation contraire : deux phénomènes d'un tout autre ordre se développent dans son organisme : tous les actes de la vie acquièrent de l'activité, et si l'on continue ces usages, une combustion de la trame en est la conséquence ; l'imflammation se déclare et l'équilibre des propriétés vitales se rompt, et tous les fluides se portent avec pétulance sur le centre d'attraction ; la trame soumise à l'influence modificatrice et morbide s'engorge, s'échauffe, et une réaction se déclare. Si vous portez vos regards sur les zônes des pôles musculo-périphéri-osseux pendant que ce grand travail inflammatoire s'opère sur les plans viscéraux, vous voyez tous les phénomènes qui décèlent la vie, diminuer d'autant plus que la congestion intérieure est plus rapide, la désorganisation du foyer plus prochaine ; il y existe sur ce plan une rétrocession vitale (répulsion).

Eh ! Messieurs ! pouvez-vous rester indifférens à cet ordre de phénomènes d'une constance de tous les momens ;

____

(1) Les chevaux qui sont nourris de fourrage où cette propriété est éminente, telle que la paille, sont exposés aux affections lymphatiques, aux stases de la lymphe dans ses canaux.

de tous les lieux , de tous les êtres ; le premier homme qui apparut reçut l'influence de ces grands modificateurs ; le premier animal en fut impressionné ; le premier végétal en porta le cachet. Celui qui créa , était tout puissan', et sa toute-puissance se révèle dans cette condition unique générale d'existence : matière avec aptitude percevante, attractive ou répulsive, manifestation modificatrice, attractive ou répulsive.

Si l'harmonie existe des propriétés percevantes avec les puissances agissantes , et réciproquement, l'équilibre s'établit ; dans le cas opposé la rupture s'opère ; et cette rupture sera de nature attractive ou de nature répulsive , selon que la sur-action morbide sera attractive ou répulsive.

Ainsi , nous voilà en possession de deux éléments d'action, l'un attractif, l'autre répulsif : la détermination du premier, comme celle du second nous conduira à une nouvelle discussion ; mais pour l'établir il faut préparer l'organisme à en devenir le théâtre.

J'explorai l'organisme , j'en étudiai les systèmes générateurs dans ses plans musculo-périphéri-osseux , comme dans ses plans viscéraux ; j'en déterminai les axes, les pôles, les zônes. J'assignai à ceux-ci leurs limites respectives. Procédant à la description des relations de systèmes par ordre d'action physico-organique , je jalonnai mon observation sur les trois phases d'évolution percevante aux confluens musculo-périphérique et viscéral. Je le vis naître sur les plans, s'échapper par branches ; celle-ci, tantôt se diriger par attraction réciproque de branche à branche, de tronc à tronc , pour constituer une chaîne homogène, une chaîne percevante ; tantôt se réunir, converger, toujours pour continuer à s'acheminer au centre d'attraction générale, pour s'y greffer par filets à son attraction élective.

Le système nutritif, dans son évolution, m'offrit également une triple période. La première phase apparaît au confluent que nous avons déjà signalé ; en outre on l'observe dans tous les tissus où l'on ne remarque aucun vestige de matière percevante : ses limites ont donc été projetées au-delà de la sphère percevante. Ici, nous remarquons aussi des anastomoses par attraction homogène. Comme le système précédent, le tronc se greffe à un organe destiné à lui imprimer une impulsion homogène.

J'observai qu'au sein des chaînes collatérales, nerveuses, artérielles, s'élève la chaîne ganglionique distincte par son origine, distincte par ses greffes latérales, distincte par ses centres. Par cette chaîne, je remarquai que la corrélation d'action s'établissait ; par cette chaîne, pour à jamais je fixai la relation des départements antérieurs cérébraux à l'axe antéro-crano-jugulo-facial ; par cette chaîne je fixai les départements postérieurs à l'axe postero-crano-pectoro-appendixal.

Considérant le système nutritif proprement dit, comme étant un foyer d'action où aboutit la puissance artérielle et d'où part la puissance veineuse ; prenant en considération l'action de la chaîne nutritive sur l'action nerveuse, je vis dans le système ganglionique l'un des plus puissants rouages de l'organisme : ainsi, par l'observation, j'arrivai à cette donnée importante qu'il existe réellement trois voies de propagation par oscillation, trois modes de sympathie ; l'un qui a pour origine le système nerveux percevant, et pour terme le veineux ; celui-ci a lieu dans toutes les trames où s'opère le grand phénomène de la nutrition ; la seconde s'opère au sein des grands appareils, c'est la sympathie par auscultation ; le troisième a lieu à l'axe, c'est la sympathie par greffe. L'une est nerveuse-ganglionnique-artérielle-nutritive-veineuse; la seconde est ganglionnico-nerveuse-ganglionnico artérielle; la troisième cérébro-spinale (1).

L'observation nous a conduit à la connaissance des cannevas viscéraux (les expansions ganglionico-nerveuses et ganglionico-artérielles concourent à leur formation). Cette même voie d'investigation nous a conduit également à la connaissance du centre où toute modification est perçue, où toute modification est réfléchie (expansions et centres ganglionniques).

Avoir jalonné cette voie du progrès, c'est avoir découvert la voie unique, la voie générale de toutes les sympathies de quelque ordre, de quelque organe qu'elles s'élèvent : mais ne nous pressons pas d'en conclure; n'apercevons dans cet acquit qu'un aperçu général, qu'un aperçu de plan à plan, qu'un aperçu qui est loin de satisfaire à toutes les exigeances; par elle on n'explique point les relations d'une zône, d'un pôle viscéral à une zône, à un pôle périphérique; par elle on n'explique point la voie de transmission de l'excitation utérine à la membrane stomacale à la pulpe cérébrale au parenchyme hépathique; par elle on n'arrive point encore à la détermination précise de la direction des agents appelés à modifier, à expulser l'affection préexistante. Mais poursuivons, et déjà nous franchissons les compartiments de ce dédale ou tant d'observateurs se sont égarés.

Avant d'entrer dans la considération des divisions et

---

(1) Nous prouverons par l'analyse de tous les ouvrages qui ont paru aux divers âges du monde, qu'aucun auteur n'a ainsi considéré les voies afférentes et déférentes des propriétés physico-vitales.

dans celle des limites de chaque division de l'axe ganglion-
nico-nerveux - ganglionnico-artériel , faisons-nous une
des expressions que la nouveauté du plan thérapeutique
a exigées dans son narré.

Entendre par attraction et par répulsion vitale, des propriétés inhérentes à la matière organique qui existent à
l'instant de la création de l'individu; qui fonctionnent simultanément et sur chacun des plans, et sur chacun des
pôles, et sur chacune des zônes; qui président à l'appel
des fluides sanguins (l'attraction) destinés à la nutrition et
au service de la fonction des congrès; qui s'opposent à
l'arrivage des fluides hétérogènes à la fonction (répulsion);
qui impriment la direction aux fluides sécrétés, préparent
leur condition d'expulsion (attraction et répulsion). Ces
considérations quoique rapides indiquent de quelle im-
portance leur rôle est dans le drame de la vie, et com-
bien le praticien doit étudier les lois de leur équilibration
d'action dans l'organisme; celles qui président à leur rupture dans l'une des zônes, dans l'un des pôles, dans l'un
des axes, et la propagation de cette tendance dans les
zônes, dans les pôles conséquens à ceux-ci. Son plan viscéral (nous admettons que l'excitation morbide attractive
ait éclaté sur l'une des zônes du plan), l'observateur doit
réfléchir son attention par les troncs, par les divisions et
subdivisions de la perception ganglionnico-artérielle sur
les zônes, sur les pôles conséquens musculo-périphéri-osseux procédant excentriquement ; et là, il aperçoit la répulsion, prédominer d'abord sur la zône correspondante,
puis envahir avec le même caractère répulsif toutes les
zônes, tous les pôles conséquens. Puis, il rappelle ses regards sur la marche du foyer qu'il étudie toujours excentriquement et alternativement ; passant du plan viscéral
au plan musculo-périphéri-osseux, il voit constamment à

l'attraction prédominante correspondre la répulsion également prédominante sur le plan opposé.

Axe, pôle, zône, etc., etc. (1), telles sont les expressions que nous avons cru devoir employer pour fixer les idées des praticiens sur une disposition de corrélation organique remarquable, disposition de corrélation qui conduit à des inductions les plus satisfaisantes le pathologiste qui veut trouver dans l'organisme l'interprétation des phénomènes qui découlent de la perturbation des fonctions soumises à l'influence des lois morbides, comme au thérapeutiste, qui, mécontent de la banalité de tous les systèmes qui n'ont de vrai que le nom, cherche dans des voies nouvelles de nouvelles méthodes thérapeutiques.

De chaque centre ganglionnique, voyez partir deux ordres de rameaux ; les uns artériels, les autres nerveux ; les artériels suivant les divisions des vaisseaux jusqu'à leurs ramifications extrêmes, vont, en se jetant au confluent général, concourir à la formation du réseau nervoso-ganglionico-artériel-veineux (2); les autres s'abouchent aux nerfs de relation et s'éteignent au moment de l'aus-

---

(1) Si j'ai adopté ces noms jusqu'alors inusités, soit dans la théorie, soit dans la pratique, ce n'est pas dans l'intention d'enrichir la nomenclature ; j'ai compris tout le ridicule des systèmes modernes dont les éthymologies sont les seuls caractères saillants. Jamais le mot ne suppléera à la pensée ; jamais le langage de l'art ne sera que le relief de l'œuvre du génie créateur.

(2) Quand j'ai commencé à poser dans l'organisme les bases de mon système ; que j'ai voulu délimiter la sphère d'action des trames fonctionnant sous l'influence du foyer ganglionnique, j'ai été embarrassé pour esquisser les phénomènes de ce monde nouveau dans lequel j'avais placé mon observation.

2

cultation. Le caractère de tout faisceau glanglionnique c'est de converger par attraction réciproque, soit nerveuse, soit artérielle à un centre, c'est de produire de ce centre des tiges, c'est de projeter ces tiges dans les diverses directions; celles-ci de tendre à une auscultation par attraction réciproque aux expansions de leur pôle conséquent.

Pour souscrire au caprice de la routine, pour complaire aux exigeances des écoles, de quelques sociétés savantes même, devais-je m'armer du bistouri et sectionner tous les troncs, toutes les branches (1) du système ganglionnique? Bien antérieurement à mes publications je me suis livré au cannicisme (2); quelquefois j'ai obtenu des résultats différents des grands physiologistes de notre époque; constamment nous avons été frappé de certains phénomènes qui, tantôt venaient masquer, tantôt entraver complètement les phénomènes qui étaient le sujet de nos recherches. Quelles inductions raisonnables, pouvais-je en tirer? On sait à quel résultat pratique sont arrivés tous les théoriciens qui ont établi leur système sur des sections de nerfs, sur des tranches de la pulpe cérébrale : M. Flourens, M. Magendie, M. Brachet, sont éclecticiens, et doivent être éclecticiens comme tous les physiologistes expérimentateurs, leur résultat étant toujours divergeant. Quand la raison aura éclairé l'art de ses flambeaux, les hommes de sens feront justice de tous ces égarements de

(1) Toutes ces expériences sont attaquables et pendant ces vacances nous nous occuperons de les réfuter expérimentalement.

(2) L'hiver prochain, dans des mémoires que nous publierons sur l'influence que le physiologisme a produit sur la thérapeutique, nous exposerons tous nos résultats, et nous examinerons ce qu'aucun physiologiste n'a fait : les résultats ultérieurs des expériences sur les fonctions subordonnées aux fonctions nerveuses soumises à l'expérimentation.

l'esprit humain. Nous nous réservons de confirmer cette assertion par l'analyse des ouvrages et par la critique de la pratique de ces illustres membres de l'Institut.

Je ne pouvais emprunter ni au physiologisme son expérimentation par section organique, ni au nosologisme ses dénominations de groupes généraux appliqués à un faisceau de symptômes émanés de tout l'organisme et s'élevant d'organes, vivant sous l'influence de puissances à manifestation divergente. Sur les pôles viscéraux conséquens j'y vois, par exemple, l'irritation s'y développant, et sur la région périphérique apparaître la répulsion ; témoin les affections des appareils pelviens et les appendices pelvi-appendixales ; témoin l'encéphale et ses enveloppes ; les appareils pulmonaires et la cage pectorale. Le physiologisme pouvait-il me guider ? J'aperçois bien à la vérité, les traits d'une affection plus organiquement dessinée, quant aux phénomènes émanés de plans viscéraux ; mais dès l'instant que je dirige mon attention sur les pôles conséquens des plans musculeux, cutanés, osseux, que j'explore l'influence de l'excitateur à modification attractive sur les manifestations de ces trames, j'aperçois encore les ténèbres de la symptomatologie. Quel document me fournira l'homœopathie ? procédant d'un organisme expérimentalement obscur, vivant sous l'influence des lois vitales (normales). Irais-je, tantôt faisant flairer une émanation, tantôt faisant humer un globule vénéneux, en conclure à son emploi sur un organisme, dominé par les lois morbides ? Mais retrouverais-je ici les conditions de ces deux grandes indications apparentes dans toutes affections, se nuançant d'intensité dans toutes les périodes des actes morbides. Enfin l'éclectisme, dans ses nombreux laboratoires, a-t-il élaboré une pensée applicable au progrès ?

Procédant ainsi par voie d'exclusion, j'arrive à une

conception nouvelle, une conception d'harmonie des puissances modificatrices avec les propriétés organiques ; et de cette résultante je vois naître une théorie des attractions et répulsions physico-organiques. J'aperçois au centre de ces attractions et répulsions un axe; j'aperçois à leur expension des pôles, des zônes (divisions des pôles); du centre de ces axes (foyer), de la circonférence des pôles (irradiation), j'aperçois une unité d'action, et cette unité d'action je la poursuis dans tout l'organisme, de zône à zône, de pôle à pôle, d'axe à axe, de plan à plan.

Si toute action organique s'opère dans une zône, dans un pôle, dans un axe, il importe donc de stygmatiser ces zônes, ces pôles, ces axes. Il est donc important de les délimiter afin de circonscrire un acte quelconque; et si ces limites de pôles, d'axes, sont une conséquence d'autres zônes, d'autres axes, pour apprécier les déversemens d'un pôle à un autre pôle, d'un axe à un autre axe, il faut également procéder, et procéder ainsi jusqu'à ce que l'on ne soit arrivé au point de départ : ainsi tout observateur doit explorer l'organisme.

On souscrit chez M. Béchet, place de l'École.

ESSAI sur la théorie des attractions et répulsions physico-vitales.

BROUSSAIS et son époque.

PHYSIOLOGISME. . .	Analyse des travaux de Broussais, Bouillaud, Lisfrand et Reostan, etc., etc.
HOMOEOPATHIE. . . .	Hannemann, Quin et autres continuateurs.
ÉCLECTISME.	Audral et ses fauteurs.
MÉLANGES.	Analyse de concours, visite aux hôpitaux, Pamphlets, etc., etc.

www.ingramcontent.com/pod-product-compliance
Lightning Source LLC
LaVergne TN
LVHW020513060726
842525LV00005B/1945